BEI GRIN MACHT SICH IHR WISSEN BEZAHLT

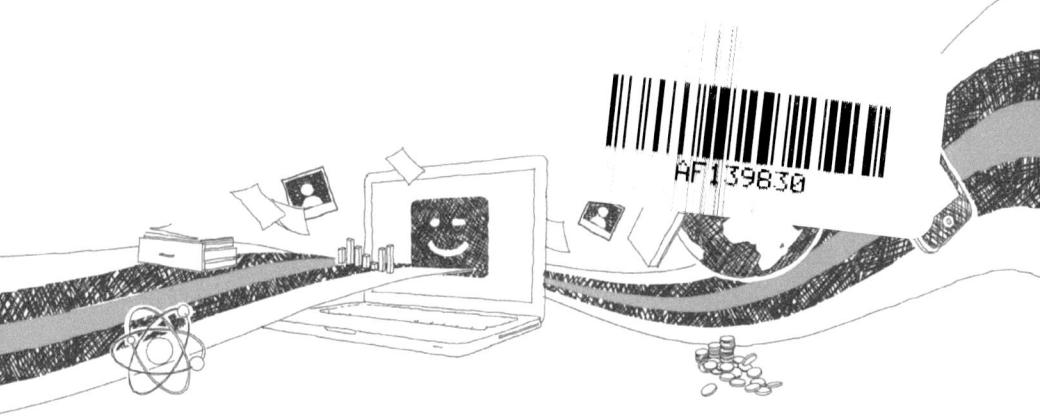

- Wir veröffentlichen Ihre Hausarbeit,
  Bachelor- und Masterarbeit

- Ihr eigenes eBook und Buch -
  weltweit in allen wichtigen Shops

- Verdienen Sie an jedem Verkauf

Jetzt bei www.GRIN.com hochladen und kostenlos publizieren

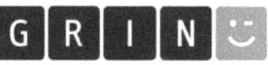

Bibliografische Information der Deutschen Nationalbibliothek:

Die Deutsche Bibliothek verzeichnet diese Publikation in der Deutschen National-
bibliografie; detaillierte bibliografische Daten sind im Internet über http://dnb.d-
nb.de/ abrufbar.

Impressum:

Copyright © 2015 GRIN Verlag, Open Publishing GmbH
Druck und Bindung: Books on Demand GmbH, Norderstedt Germany
ISBN: 9783668292086

Dieses Buch bei GRIN:

http://www.grin.com/de/e-book/339385/senkt-die-einfuehrung-des-mammographie-
screenings-1986-in-schweden-die

Nadine Höppner

Senkt die Einführung des Mammographie-Screenings 1986 in Schweden die Brustkrebssterblichkeit?

GRIN Verlag

GRIN - Your knowledge has value

Der GRIN Verlag publiziert seit 1998 wissenschaftliche Arbeiten von Studenten, Hochschullehrern und anderen Akademikern als eBook und gedrucktes Buch. Die Verlagswebsite www.grin.com ist die ideale Plattform zur Veröffentlichung von Hausarbeiten, Abschlussarbeiten, wissenschaftlichen Aufsätzen, Dissertationen und Fachbüchern.

Besuchen Sie uns im Internet:

http://www.grin.com/

http://www.facebook.com/grincom

http://www.twitter.com/grin_com

Universität Rostock
Wirtschafts- und Sozialwissenschaftliche Fakultät
Institut für Soziologie und Demographie
Forschungspraktikum: Medizinische Demographie
Referentin: Nadine Höppner

Senkt die Einführung des Mammographie-Screenings 1986 in Schweden die Brustkrebssterblichkeit?

eingereicht am 14.09.2015

von

Nadine Höppner

Inhaltsverzeichnis

1. Einleitung

Eurostat zufolge ist die Lebenserwartung in Europa in den letzten 50 Jahren gestiegen. Hintergrund dieser Erhöhung ist der epidemiologische Übergang, welcher die Veränderung von Infektionskrankheiten hin zu chronischen Erkrankungen beschreibt. Die ersten Phasen des Übergangs waren von hoher (Säuglings-) Sterblichkeit und einer niedrigen Lebenserwartung gekennzeichnet. Diese wurde durch Epidemien und schlechte hygienische Bedingungen verursacht. Im Zeitalter der degenerativen und gesellschaftlich verursachten Krankheiten sank die Sterblichkeit auf ein niedriges Niveau, verknüpft mit einer steigenden Lebenserwartung von über 50 Jahren. Seuchen und Epidemien wurden von chronischen Krankheiten, wie beispielsweise Herz-Kreislauf-Erkrankungen oder Krebs, abgelöst. Die *„Cardio-Vascular-Revolution"* zeichnet sich durch den Rückgang von Herz-Kreislauferkrankungen aus.

Einen großen Einfluss haben hierbei neue Innovationen und Technologien der Medizin. Sie dienen nicht nur der Behandlung, sondern auch der Prävention von Erkrankungen. Akute Symptome am Herzen können mit Herzschrittmachern oder Bypass-Operationen behoben werden. Mithilfe von neuem Wissen bezüglich Risikofaktoren, wie Bluthochdruck oder Cholesterin, ist es möglich, solche Operationen zu vermeiden. Weitere Innovationen sind in der Krebsforschung zu finden. Neben der Chemotherapie werden pharmazeutische Medikamente, wie Tamoxifen gegen Brustkrebs, entwickelt und verwendet. Innovationen verschaffen dem Anwender einen gewissen Mehrwert, sonst werden sie nicht als solche definiert. Des Weiteren führen moderne Vorsorgeuntersuchungen zu einer Reduzierung von Krankheiten. Hierzu gehören auch die kostenlosen Mammographie-Screening-Programme zur Brustkrebs-Früherkennung, welche bereits in vielen Ländern Europas Anwendung gefunden haben. Aus der daraus resultierenden Senkung der Sterberaten, folgt eine Erhöhung der Lebenserwartung, verbunden mit einer stetigen Alterung der Bevölkerung.

Die Wirksamkeit solcher Sreenings ist jedoch umstritten. Die Frage wie groß der Beitrag der Medizin und der Innovationen zur Erhöhung der Lebenserwartung ist, motivierte mich diese Untersuchung durchzuführen. Die zentrale Forschungsfrage lautet: **„Senkt die Einführung des Mammographie-Screenings 1986 in Schweden die Brustkrebssterblichkeit?"**

Dazu wird die weibliche Brustkrebssterberate nach Altersgruppen zwischen 40 und 74 Jahren, sowohl vor als auch nach der Einführung des Screenings, eruiert. Um voreilige Rückschlüsse einer möglichen Senkung der Brustkrebssterblichkeit in Schweden auf das Mammographie-Screening zu vermeiden, wird das Nachbarland Norwegen als Vergleichsland herangezogen. Die beiden Länder besitzen ein ähnlich gut ausgebautes Gesundheitssystem, einen vergleichbaren Zugang zu Behandlungsmöglichkeiten, sowie eine annähernd gleiche Bevölkerungsstruktur und eignen sich somit sehr gut zum Vergleich. Des Weiteren ist Norwegen sehr gut als Vergleichsland geeignet, da das Mammographie-Screening erst deutlich später eingeführt wurde. Für Norwegen werden dann ebenfalls die Brustkrebssterberaten eruiert und auf einen Effekt der Einführung des Mammographie-Screening untersucht. Bei einem unveränderten Sterbetrend im jeweiligen Land, nach der Einführung des Screenings, kann der Einfluss dessen widerlegt werden.

Einschränkungen und Störvariablen müssen ebenfalls berücksichtigt werden. Beispielsweise muss beachtet werden, dass das Mammographie-Screening ein freiwilliges Angebot ist und nicht jede Frau dran teilnimmt. Näher wird darauf nochmal im Theorieteil und im Anschluss an die Analyse eingegangen. Darüber hinaus wird die Methode des Mammographie- Screenings beschrieben und der Forschungsstand beider Länder zu dem Thema skizziert. Aus diesem Forschungsstand ergeben sich die Hypothesen die im Praxisteil untersucht werden sollen. Das verwendete Datenmaterial und die angewandten Methoden werden in einem eigenen Teil genauestens beschrieben. Eine anschließende Analyse gibt Aufschluss über den Beitrag der Einführung des Mammographie-Screenings an der gestiegenen Lebenserwartung in Schweden und Norwegen im Zeitraum zwischen 2000 und 2013. Die Einführung der Vergleichstodesursache *Herz-Kreislauf-Erkrankungen* führt zu einer umfassenden Analyse.

2. Theorieteil

Brustkrebs ist europaweit die häufigste Krebserkrankung bei Frauen. Er kann entstehen, wenn sich Zellen im Brustgewebe unkontrolliert teilen, in gesundes Gewebe eindringen und Ansiedlungen, sogenannte Metastasen, bilden (vgl. Kooperationsgemeinschaft Mammographie GBR). Die Brustkrebssterblichkeit ist in den letzten Jahrzehnten jedoch kontinuierlich gesunken. Da die Chancen Brustkrebs zu heilen besser sind, wenn er früh erkannt wird, sehen viele diesen Rückgang als Erfolg des Mammographie-Screenings. Im Allgemeinen versteht man unter Screenings landesweite Vorsorgeuntersuchungen an „gesunden" Personen einer bestimmten Altersgruppe. Sie dienen der Früherkennung von Krankheiten, um eine erfolgreiche Behandlung zu gewährleisten.

Das Mammographie-Screening ist eine Früherkennungsmethode von Brustkrebs. Es handelt sich dabei um eine Röntgenuntersuchung der weiblichen Brust, wobei schon sehr kleine, nicht tastbare Tumore sichtbar gemacht werden können. Die Vorteile sind klar: Frauen, bei denen Brustkrebs früh erkannt wird, können meist schonender behandelt werden. Eine Chemotherapie ist nur selten nötig und die Brust kann bei einer Operation oft erhalten werden. Des Weiteren kann der operative Eingriff genau geplant werden, da sowohl Lage, Größe, als auch Ausmaß mittels Mammographie genauestens bestimmt werden können. Allerdings kommt es beim Mammographie-Screening häufig zu sogenannte „falsch-positiven" Befunden oder Überdiagnosen. Dabei handelt es sich beispielsweise um Tumore die nicht streuen und keine gesundheitlichen Risiken oder Probleme mit sich bringen und somit unnötig behandelt werden. Diese Befunde können bei den Patientinnen unnötige Angst auslösen (vgl. Kooperationsgemeinschaft Mammographie GBR). Derzeit gibt es allerdings noch keine alternativen Methoden zur Brustkrebsfrüherkennung. „Weder eine Ultraschalluntersuchung noch eine Kernspin- oder Magnetresonanztomographie (MRT) sind ähnlich aussagekräftig und gleichzeitig für regelmäßige Reihenuntersuchungen geeignet. Beide kommen nur als ergänzende Untersuchungen infrage" (dkfz. 2015). Auch das Selbstabtasten ist keine Früherkennungsmethode, da es sich bei den gefundenen Knoten häufig um gutartige Tumore handelt. Sind sie jedoch bösartig, haben sie höchstwahrscheinlich schon gestreut und wurden somit nicht früh genug erkannt. Bislang gibt es sehr unterschiedliche Meinungen über die

Wirksamkeit von Screenings. Zwar ist die Bruststerblichkeit europaweit in den letzten Jahrzehnten gesunken, dennoch lässt sich dieser Trend häufig nicht mit den Vorsorgeuntersuchungen erklären.

Eine Vergleichsstudie zum zytologischen Screening beim Gebärmutterhalskrebs beweist allerdings, dass Screenings durchaus die Krebssterblichkeit senken können (vgl. Läära 1987). Verglichen wurden Island und Finnland, die bereits in den 1960er Jahren das Screening-Programm einführten mit Norwegen, indem das Screening erst 15 Jahre später begann. Während bei Island und Finnland die Sterblichkeit zwischen 1970 und 1980 um 50% sank, verzeichnete Norwegen im gleichen Zeitraum nur einen Rückgang von 8% (vgl. Autier 2011, S. 343). Diese Daten beweisen überzeugend die Wirksamkeit des zytologischen Screenings zur Früherkennung von Gebärmutterhalskrebs und galten als Ansatz um auch die Wirksamkeit des Mammographie-Screenings zu überprüfen. In Folge dessen, beschäftigten sich viele Expertengruppen mit diesem Thema und führten zahlreiche Studien durch. Philippe Autier, der Forschungsdirektor des *International Prevention Research Institute* und sein Team untersuchten die Tendenzen der Brustkrebssterblichkeit nach Einführung von Mammographie-Screenings (vgl. Autier 2011, S. 343-353). Dazu wählten sie europäische Länderpaare, die sie miteinander verglichen. Wichtig dabei war, dass die Länderpaare benachbart sind, eine ähnliche Bevölkerungsstruktur aufweisen und sie einen qualitativ gleichwertigen Zugang zu medizinischen Behandlungen haben. Des Weiteren war es wichtig, dass in einem der beiden Länder das Screening deutlich später eingeführt wurde, um die Kausalität des Rückgangs der Brustkrebssterblichkeit eindeutig der Einführung des Screenings zuzuordnen. Aus diesen Kriterien wurden die Länderpaare Schweden und Norwegen, Niederlande und Belgien sowie Nordirland und Irland ausgewählt. Besonders interessant ist die Betrachtung von Schweden und Norwegen, da diese Länder auch der Bestandteil unserer Arbeit sind. In Schweden wurde das Mammographie-Screenings 1986 eingeführt. Bereits 1990 nahmen 90% der schwedischen Frauen die Einladung an. Alle 24 Monate werden alle Frauen zwischen 50 und 69 eingeladen. In manchen Landesteilen sind die Altersgruppen 40-49 und 70-74 ebenfalls eingeladen. Die landesweite Abdeckung wurde 1997 erreicht. Die Teilnahme ist freiwillig und kostenlos. Jede Frau muss letztendlich selbst entscheiden, ob sie dieses Angebot in Anspruch nehmen will. Die durchschnittliche Teilnehmerquote in unserem Untersuchungsland Schweden lag 1995/1996 bei 81% (vgl. Jonsson 2005, S.842). In Norwegen hingegen wurde das Mammographie-Screening erst 1996 eingeführt. Betroffen waren auch nur die sogenannten AORH-Länder, also alle Gebiete um Akershus, Oslo, Jogaland und Hordaland. Diese Gebiete decken nur etwa 40% der norwegischen Bevölkerung ab. Eingeladen wurden ebenfalls alle Frauen im Alter von 50-69, alle 24 Monate. Die landesweite Abdeckung wurde erst 2005 erreicht. Das bedeutet, dass der Zeitunterschied für die Umsetzung des landesweiten Screenings zwischen Schweden und Norwegen 12 Jahre beträgt.

Als Datenquelle diente die *WHO mortality database on cause of death.* Die altersstandardisierten Daten wurden mittels Joinpoint Regression analysiert, um zu ermitteln, in welchem Jahr sich die Entwicklungstendenzen der Mortalität von Brustkrebs zu ändern begannen. Ungewöhnlich ist jedoch das Ergebnis: „From 1989 to 2006, breast cancer mortality decreased by 16% in Sweden and by 24,1% in Norway" (Autier 2011, S. 345). Obwohl Schweden das Screenings deutlich früher eingeführt hat, die Teilnehmerquote deutlich höher war und auch die Altersgruppe weiter gefasst wurde, ist der Rückgang der Brustkrebssterblichkeit in Norwegen stärker. Dies führt zu der Schlussfolgerung, dass die Einführung des Mammographie-Screenings keine besondere Auswirkung auf die Brustkrebssterblichkeit hat. Den Rückgang der Brustkrebssterblichkeit erklärten die Forscher mit einer allgemeinen Verbesserung der medizinischen Versorgung sowie einem effektiverem Gesundheitssystem (vgl. Autier 2011, S. 347).

Eine weitere Studie untersuchte die Zunahme der altersspezifischen Brustkrebs-Inzidenzraten im Zeitraum 1971-2001 für Norwegen und Schweden. Ziel war es zu bestimmen, ob ein Anstieg der Inzidenzen von Brustkrebs erkannt wird und ob dieser dann durch einen Rückgang der Inzidenzen in einem Alter über 69 ausgeglichen wird (vgl. Zahl 2004, S. 921). Bei dieser Studie handelt es sich um eine prospektive, bevölkerungsbasierte Kohorten-Studie. Mittels der Daten des landesweiten Krebsregisters, analysierten sie jeweils für beide Länder die Brustkrebssterblichkeit der Altersgruppen 30-49, 50-69 und 69 und älter im Zeitraum von 1971-2000. Norwegen untergliederten sie allerdings noch in AORH-Gebiete und Nicht-AORH-Gebiete, da die Einführung des Mammographie-Screenings in den einzelnen

Gebieten zeitlich zu sehr auseinander lagen. Unter Verwendung des Poisson Regressionsmodell entstanden die die altersspezifischen Tendenzen der Inzidenzrate im Zeitraum von 1971-2000. Es zeigte sich ein deutlicher Anstieg der Inzidenzrate. Nach Einführung des Mammographie-Screenings hat sich die Inzidenzrate in Schweden um 45% und in Norwegen um 54% erhöht (vgl. Zahl 2004, S. 922). Einen entsprechenden signifikanten Rückgang der Inzidenzraten im Alter über 69 gab es nicht. Sie kamen außerdem zu dem Schluss, dass etwa ein Drittel aller Brustkrebsfälle nach der Einführung des Mammographie-Screenings überdiagnostiziert waren.

Zu einem ähnlichen Ergebnis kam auch die Abteilung der Onkologie der schwedischen Universität in Umeå. Sie untersuchten die erhöhten Inzidenzraten von Brustkrebs nach der Einführung des Mammographie-Screenings in Schweden. Die Einzeldaten der Brustkrebs-Inzidenzen entnahmen die Forscher dem schwedischen Krebsregister und die aggregierten Bevölkerungsdaten dem statistischen Zentralamt in Schweden. Des Weiteren wurden Fragebögen an Screening-Zentren geschickt, um die Merkmale der einzelnen Screening-Programme, wie Startzeiten, Altersgrenzen und Screening-Intervalle, zu erfassen (vgl. Jonsson 2005, S. 842). Auch hier ließ sich für alle Altersgruppen ein starker Anstieg der Brustkrebs- Inzidenzen zum Beginn des Screenings erkennen. Diese Studien machen insbesondere auf das Problem der Überdiagnosen aufmerksam. Die Forscher merken an, dass es Aufgabe der künftigen Forschung sein sollte, Methoden zu finden, welche die kleinen subklinischen und ungefährlichen Tumore aussortiert (vgl. Jonsson 2005, S. 846).

Es gibt noch zahlreiche andere Studien, die die Wirksamkeit des Mammographie-Screenings in Frage stellen und dies auch anhand empirischer Daten beweisen. Oft ist ein kontinuierlicher Rückgang der Brustkrebssterblichkeit zu erkennen, der sich jedoch nicht mit der Einführung des Mammographie-Screenings erklären lässt. In den meisten Fällen zeigte sich: Die Sterblichkeit sank unabhängig vom Startjahr der Mammographie-Reihenuntersuchung. Zudem nahm die Brustkrebssterblichkeit am stärksten in der Gruppe der 40-49-jährigen Frauen ab, welche gar nicht hauptsächlich zu den Teilnehmern des Mammographie-Screenings zählen.

Aufgrund des bisherigen Forschungsstandes lauten unsere zentralen Hypothesen:

1. Die Einführung des Mammographie-Screenings 1986 in Schweden führte nicht zu einem verstärkten Rückgang der Brustkrebssterblichkeit in den Jahren 2000-2013.

2. Die Einführung des Mammographie-Screenings 1996 in Norwegen führte nicht zu einem verstärkten Rückgang der Brustkrebssterblichkeit in den Jahren 2000-2013.

3. Daten und Methoden

Um die im Theorieteil aufgestellten Hypothesen zu überprüfen, wird das Design der vergleichenden Analyse zweier Länder, Schweden als Untersuchungsland und Norwegen als Vergleichsland, verwendet. In einer ersten Untersuchung werden die Sterberaten von Schweden und Norwegen errechnet. Diese ermöglichen, einen Effekt der, zu unterschiedlichen Zeitpunkten, eingeführten Mammographie-Screenings aufzuzeigen. Um keine voreiligen Schlüsse der Auswirkung von den Screenings auf ein mögliches Sinken der Sterberaten zu schließen, wird die Kontrollinstanz, Herz-Kreislauf-Krankheiten, eingeführt. Laut der formulierten Hypothesen haben Screenings keinen Einfluss auf die Brustkrebssterblichkeit. Sollte also für die Vergleichstodesursache ein positiver Effekt eintreten und beide Sterberaten sinken nach Einführung der Screenings, dann wird dieses möglicherweise eine andere Ursache haben, z.B. die Einführung eines neuen Medikaments im gleichen Zeitraum. Ein unveränderter Sterbetrend an Herz-Kreislauf-Krankheiten mit gleichzeitigem Abfall der Brustkrebssterblichkeit nach Einführung des Mammographie-Screenings würde die formulierten Hypothesen falsifizieren.

Aus den errechneten Sterberaten lassen sich anhand der Methode der Sterbetafel die Lebenserwartungen beider Länder errechnen und vergleichen. Diese Daten werden für eine zweite Analyse benötigt, dessen Ziel es ist, die Lebenserwartung von Schweden im Europäischen Vergleich in den Jahren 2000 bis 2013 abzutragen. Darüber hinaus soll mit Hilfe der Dekomposition nach Arriaga (1984) zum Einen errechnet werden, welchen Anteil gruppierte Todesursachen an der Veränderung haben, und zum Anderen, welche Altersgruppen zu einer Erhöhung der Lebenserwartung beitragen haben. Die Rechnungen der Raten und die Dekomposition werden mithilfe des Computerprogrammes R 3.1.3 durchgeführt. Die Daten der Sterbefälle für Schweden und Norwegen werden der *Human Mortality Database* entnommen. Die Ländercodes lauten für Schweden: SWE und für Norwegen: NOR. Die *WHO Mortality Database* liefert die Bevölkerungs- und die Brustkrebssterbefalldaten (2280) beider Länder, Schweden: 4220, Norwegen: 4290. Die Codierung der Sterbediagnosen nach ICD (*International Classification of Diseases*) wird durch die jeweiligen statistischen Landesämter durchgeführt. Für beide Länder wird sowohl die ICD-9, Mortalitätsstatistik bis zum Jahre 2000 und die ICD-10, Mortalitätsstatistik ab dem Jahr 2000, verwendet. Im Folgenden wird dargestellt, anhand welcher Maßzahlen Sterblichkeit gemessen werden kann und anschließend, wie mithilfe dieser Maßzahlen die Lebenserwartungen errechnet werden können. Abschließend wird erläutert, wie die Dekomposition nach Arriaga (1984) durchgeführt wird.

Messung der Sterblichkeit:

1. Altersspezifische Sterberate:

$$m = \frac{D_{x,t}}{N_{x,t}}$$

$D_{,t}$ beschreibt die Todesfälle im Alter x im Zeitintervall t

$N_{,t}$ beschreibt die Gelebten Personenjahre im Alter x im Zeitintervall t

Maßzahl eignet sich besser für Berechnungen, da sie um die Altersstruktur bereinigt ist.

2. Altersstandardisierte Sterberate:

$$ASCDR = \sum c_{,st} * m$$

m beschreibt die altersspezifische Sterberate in der Bevölkerung

$c_{,st}$ beschreibt den Anteil der Altersgruppe x in der Referenzbevölkerung

Berechnung der Lebenserwartung anhand einer Periodensterbetafel:

1. Sterbewahrscheinlichkeit:
$$q = \frac{D_x}{P_x}$$

2. Überlebenswahrscheinlichkeit:
$$p = 1 - q$$

3. Anzahl der Überlebenden einer Altersstufe x:
$$l = l_{-1} * p_{-1}$$

4. Anteil der Gestorbenen in der Altersstufe x:
$$d = l * l_{+1}$$

5. Anteil einer Altersstufe, welcher durchschnittlich von Personen, die in dieser Altersstufe sterben, durchlebt wird:
$$a = 0,5$$

6. Anzahl der in Altersstufe x gelebten Jahre:
$$L = l_{+1} + a\ d$$

7. Anzahl der gelebten Jahre im Alter x und höher:
$$T = \sum_{a=x}^{n} L_a$$

8. Anzahl der durchschnittlich pro Person noch zu lebende Jahre, sofern man Alter x erreicht hat, Lebenserwartung:
$$e = \frac{T_x}{l_x}$$

Eine steigende Lebenserwartung führt zu einer Rektangularisierung der Überlebenskurve. Sie bekommt einen immer flacheren Verlauf, in Richtung obere rechte Ecke eines überlebendende Personen/Alter Diagramms und fällt dann immer steiler in den ältesten Altersgruppen ab. Bedingt ist dieser Verlauf durch ein sehr gut ausgebautes Gesundheitssystem, in welchem eine sehr geringe Säuglingssterblichkeit und eine Alterung der Gesellschaft zum Tragen kommen. Die Methode der Dekomposition nach Arriaga liefert Aussagen darüber, welchen Anteil bestimmte ausgewählte Todesursachen an einer Veränderung der Lebenserwartung haben und wie groß der Beitrag bestimmter Altersgruppen zu der Veränderung in der Lebenserwartung ist. Diese Forschung bezieht sich auf die Lebenserwartung in Schweden, vor und nach der Einführung des Mammographie-Screenings-Programms. Zunächst wird der Beitrag einer Todesursache, z.B. Brustkrebs, an allen Sterbefällen in Schweden gemessen:

$$R_i(x) = \frac{D_i(\ )}{D(\ )}$$

i bezeichnet die jeweilige Todesursache

x bezeichnet das beobachtete Jahr

Anschließend wird mithilfe der Periodensterbetafel, für beide Perioden, unter Einbindung der altersspezifischen Sterberate, die Lebenserwartung berechnet. Die folgende Formel beschreibt den Gesamtanteil aller betrachteten Todesursachen eines Jahres an der Veränderung der Lebenserwartung, für die jeweilige Altersgruppe.

$$_n\Delta_x = \frac{l_x^1}{l_0^1} * \left(\frac{_nL_x^2}{l_x^2} - \frac{_nL_x^1}{l_x^1} \right) + \frac{T_{x+n}^2}{l_0^1} * \left(\frac{l_x^1}{l_x^2} - \frac{l_{x+n}^1}{l_{x+n}^2} \right)$$

Erweitern lässt sich die Formel dadurch, dass man nun den Anteil aller Todesursachen an der Veränderung der Lebenserwartung, gemessen in beiden Perioden, mit folgender Formel vergleichen kann, d.h., für jede Altersgruppe wird der Wert zum Zeitpunkt 0 mit dem Wert zum Zeitpunkt 1 verglichen und die Veränderung dargestellt.

$$_n\Delta_x{}^i = {}_n\Delta_x * \frac{{}_nR_x^i(2) * {}_nm_x(2) - {}_nR_x^i(1) * {}_nm_x(1)}{{}_nm_x(2) - {}_nm_x(1)}$$

Die Dekomposition ermöglicht einen tieferen Einblick in die Ursachen der veränderten Lebenswahrscheinlichkeit. Es lassen sich die Einflüsse sowohl einzelner Krankheiten als auch Altersgruppen messen.

4. Ergebnisse

Das Mammographie-Screening wurde 1986 in Schweden eingeführt. Im Jahre 1990 hatten bereits 90% der schwedischen Frauen ihre erste Einladung erhalten. Die landesweite Abdeckung wurde 1997 erreicht. Dieser Zeitpunkt wird in Abb. 1 durch die senkrechte Linie gekennzeichnet. Im Allgemeinen werden alle Frauen im Alter von 50-69 eingeladen. In einigen Teilen Schwedens werden jedoch auch Frauen im Alter von 40-49 und 70-74 eingeladen, weshalb diese Altersgruppen ebenfalls berücksichtigt werden. Abb. 1 zeigt die Sterbefälle je 1000 Personen der schwedischen Frauen in den Jahren von 1985 bis 2010. In den ersten Jahren nach der Einführung kommt es zu einem ständigen Wechsel von Rückgang und Anstieg der Sterbefälle. Dies Könnte daran liegen, dass kurz nach der Einführung, die Frauen das freiwillige Angebot des Mammographie-Screenings unterschiedlich in Anspruch nahmen. Im Jahr der landesweiten Abdeckung (1997) kommt es zu einem starken Rückgang der Sterberate. In den darauf folgenden Jahren kommt es immer mal wieder zu Anstiegen und Rückgängen. Im gesamten Zeitraum betrachtet sinkt die Brustkrebssterblichkeit vom Höhepunkt 1987 bis zum Tiefpunkt 2009 um rund 13%. Ob dieser Rückgang auf die Einführung der Mammographie-Screening zurückzuführen ist, lässt sich anhand dieser Abbildung allein nicht aussagen. Zum Vergleich dient die Brustkrebssterberate der norwegischen Frauen im gleichen Zeitraum (Abb. 2). In Norwegen wurde das Mammographie-Screening 1997 eingeführt.

Die senkrechte Linie zeigt das Jahr der Einführung. Auffallend ist, dass es im Jahr der Einführung zu einem starken Rückgang der Brustkrebssterberate kam. Vor der Einführung schwankte die Sterberate auf einem etwa gleichbleibenden Niveau, welches deutlich über dem der schwedischen Sterberate zum gleichen Zeitpunkt liegt. Aufgrund der Rahmenbedingungen, der ähnlichen Bevölkerungsstruktur und dem ähnlich gut ausgebauten Gesundheitssystems, lässt sich vermuten, dass die Einführung des Mammographie-Screenings sich positiv auf den Rückgang der Brustkrebssterberate auswirkt. Der rapide Rückgang der Brustkrebssterberate der norwegischen Frauen nach Einführung des Mammographie-Screenings untermauert diese Annahme. Im gesamten Zeitraum sinkt die Brustkrebssterberate vom Höhepunkt 1987 zum Tiefpunkt 2009 um rund 38%. Dieser starke Rückgang ist besonders nach Einführung des Mammographie-Screenings 1997 zu verzeichnen.

Abb. 1: Altersstandardisierte Sterberate Schweden 1985-2010:

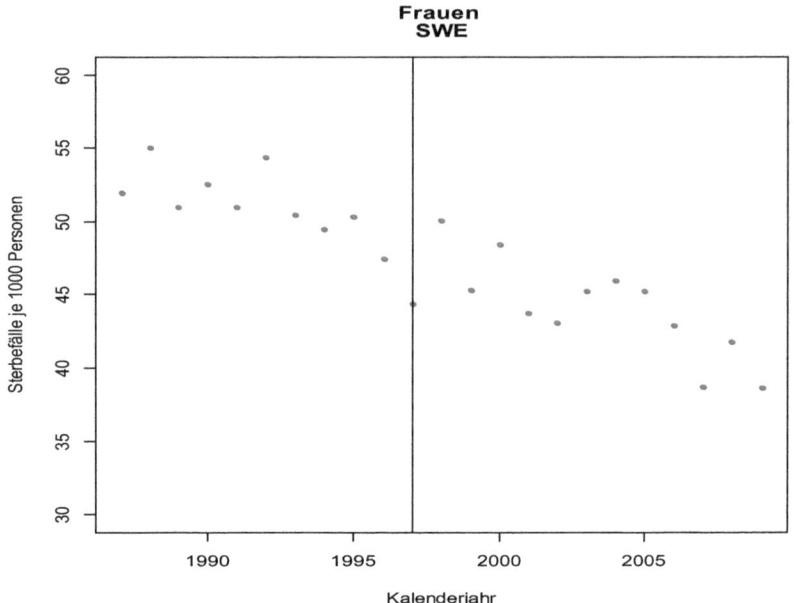

Abb.2: Altersstandardisierte Sterberate Norwegen 1985-2010:

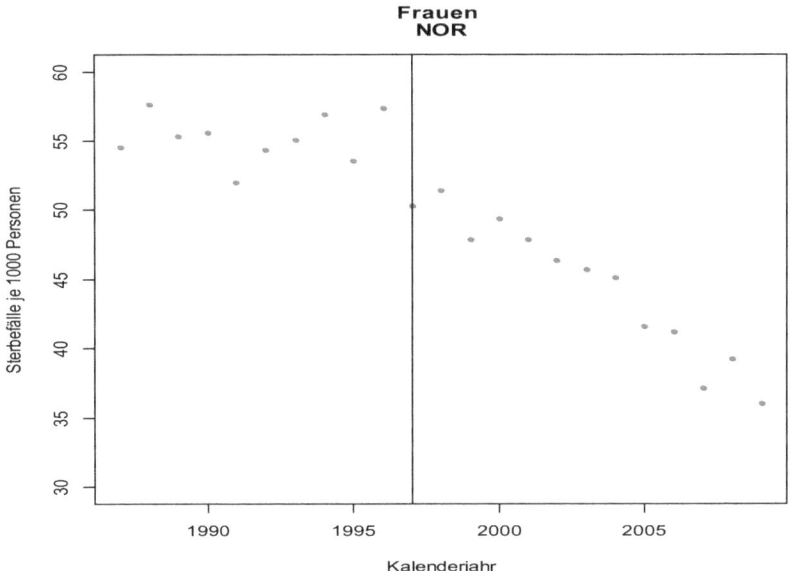

Aus den errechneten lassen sich anhand der Methode der Sterbetafel die Lebenserwartungen beider Länder errechnen und vergleichen. 2000 betrug die Lebenserwartung in Schweden 81,8 also rund 82 Jahre. Bis 2013 stieg die Lebenserwartung um 1,8 Jahre, auf 83,6 Jahre an. In Norwegen sieht es ähnlich aus. Im Zeitraum von 2000 bis 2013 stieg die Lebenserwartung- von 81,2 auf 83,6- um 2,4 Jahre an. Diese Daten werden darüber hinaus für die Dekomposition nach Arriaga verwendet. Zum Einen soll errechnet werden, welchen Einfluss bestimmte Altersgruppen auf die Erhöhung der Lebenserwartung haben (Abb. 3&4) und zum Anderen, welchen Einfluss spezifische Todesursachen zu Veränderungen der Lebenserwartung beitragen (Abb. 5&6).

Abb. 3: Dekomposition nach Altersgruppe Schweden   *Abb. 4: Dekomposition nach Altersgruppe Norwegen*

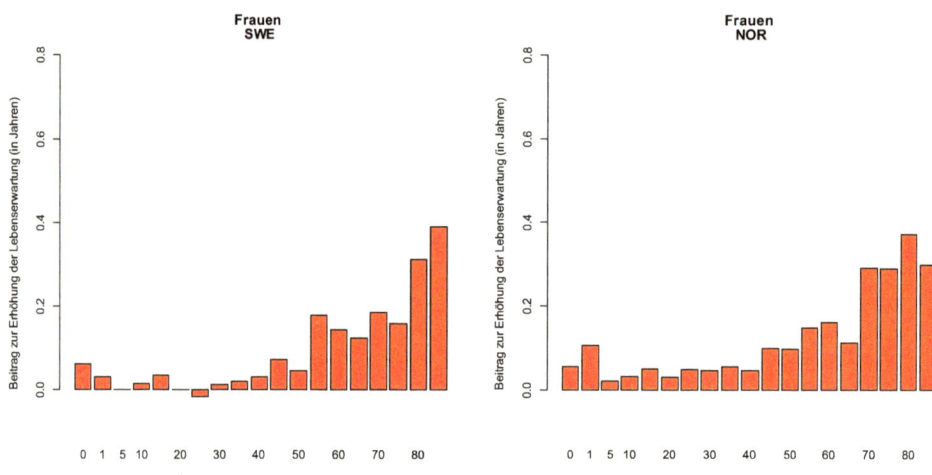

Abb. 5: Dekomposition nach Todesursachen Schweden Abb. 6: Dekomposition nach Todesursachen Norwegen

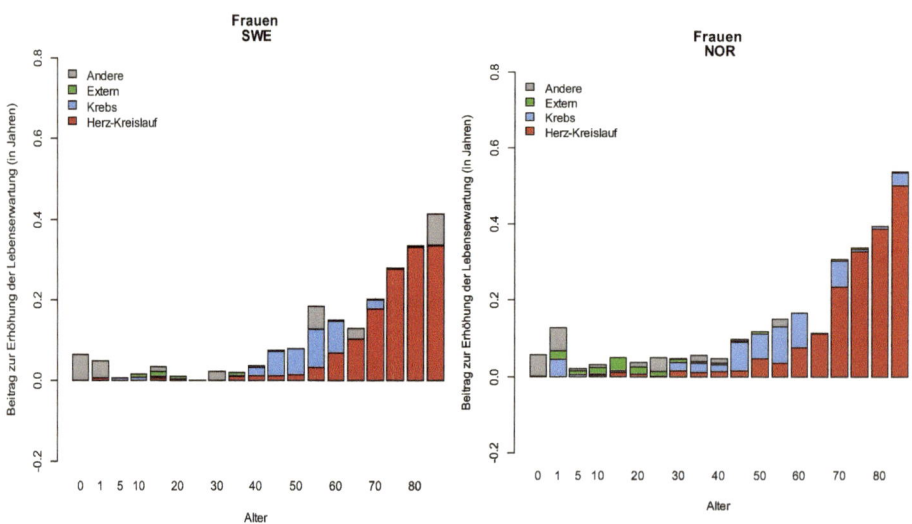

Die Abbildungen zeigen eindeutig, dass die Todesursache Krebs in der Altersgruppe von 40-60, also in der Altersgruppe welche zum Mammographie-Screening eingeladen wird, sowohl in Schweden als auch in Norwegen am stärksten zur Erhöhung der Lebenserwartung beiträgt. In den Altersgruppen bis 40 sind es hauptsächlich externe oder andere Todesursachen und bei den Altersgruppen ab 60, tragen hauptsächlich die Herz-Kreislauf- Erkrankungen zu der Erhöhung der Lebenserwartung bei. Dieses Ergebnis bestätigt die Annahme, dass die Einführung des Mammographie-Screenings die Brustkrebssterblichkeit senkt. Jedoch gibt es einige Störvariablen, die dieses Ergebnis relativieren und die im Folgenden erläutert werden sollen.

5. Störvariablen

Die Kausalität für den Rückgang der Sterberate kann sicherlich nicht einseitig bestimmt werden. Die Analyse zeigte zwar, dass die Einführung des Mammographie-Screenings einen Einfluss auf den Rückgang der Brustkrebssterblichkeit hat, jedoch spielen viele weitere Faktoren eine bedeutende Rolle. Zum Einen ist das individuelle Gesundheitsverhalten, wie beispielsweise Nikotin- und Alkoholkonsum, Fehlernährung, physische Inaktivität und damit verbundenen mangelnde Bewegung oder veränderte Schlafgewohnheiten, entscheidend sowohl für das Auftreten als auch für die Verschlechterung jeglicher Art von Krankheiten verantwortlich. Insbesondere vermehrter Nikotinkonsum und Adipositas sind wohl die stärksten Risikofaktoren. Zum Anderen muss beachtet werden, dass die Mammographie-Screening-Programme freiwillig sind und in der Analyse nicht berücksichtigt wird, wie groß der Anteil an Frauen ist, die an dieser Vorsorgeuntersuchung teilgenommen haben.

6. Diskussion

Fest steht, dass die Rate der Brustkrebstoten in den vergangenen Jahren europaweit gesunken ist. Mit dem Gedanken, dass Brustkrebs besser behandelt und geheilt werden kann, wenn er frühzeitig entdeckt wird, führten viele europäische Länder das Mammographie-Screening ein. Die Brustkrebssterblichkeit variiert nur gering zwischen Schweden und Norwegen. Während die Brustkrebssterberate in Schweden nur langsam und anscheinend unabhängig von der Einführung des Mammographie- Screenings sank, lässt sich in Norwegen ein rapider Rückgang unmittelbar nach Einführung des Mammographie-Screenings ermitteln. Den positiven Trend beim Rückgang der Brustkrebssterblichkeit könnte zudem mit der allgemeinen Verbesserung der medizinischen Versorgung, sowie mit den verbesserten Therapiemöglichkeiten erklärt werden.

Außerdem lässt sich schlecht überprüfen, wie groß der Anteil der „falsch-positiven" Brustkrebs- Befunden war. Statistisch sind etwa ein Drittel aller Brustkrebsfälle überdiagnostiziert. Es muss somit Aufgabe der zukünftigen Forschung sein, das Problem der Überdiagnosen zu beheben, indem klinisch irrelevante Tumore unterschieden werden können, von denjenigen, die eine Behandlung benötigen.

7. Schlussfolgerung

Die Frage, ob die Einführung des Mammographie-Screenings 1986 in Schweden die Brustkrebsterblichkeit senkte, bleibt weiterhin nicht vollständig geklärt. Die Ergebnisse zeigen zwar einen deutlichen Rückgang in der Brustkrebssterblichkeit in den vergangenen Jahren, mit der Reihenuntersuchung lässt sich das jedoch nicht umfassend erklären. Die zahlreichen Einflussfaktoren, Rahmenbedingungen und der Umstand, dass die Sterblichkeit unabhängig vom Startjahr des Mammographie-Screenings sank, lassen mich zu dem Schluss kommen, dass die Einführung des Screenings 1986 in Schweden nur eine eingeschränkte Auswirkung auf die Senkung der Brustkrebssterblichkeit hat. Die Forschungsarbeit konnte die Hypothese demzufolge nur zu Teilen bestätigen.

8. Literaturverzeichnis

Autier, Philippe/ Boniol, Mathieu/ Gavin, Anna (2011): Breast cancer mortality in neighbouring European countries with different levels of screening but similar access to treatment: trend analysis of WHO mortality database. In: British Medical Journal. S. 343-353.

Autier, Philippe (2012): Mammography Screening and Breast cancer Mortality in Sweden. In: Journal of the National Cancer Institute. Oxford. S. 1-14.

dkfz. Deutsches Krebsforschungszentrum. Krebsinformationsdienst. (2015):
https://www.krebsinformationsdienst.de/vorbeugung/frueherkennung/mammographie-frueherkennung.php
[Zugriff: 22.06.2015].

Eurostat:
http://ec.europa.eu/eurostat/statistics-explained/index.php/Mortality_and_life_expectancy_statistics/de#Die_Lebenserwartung_steigt[Zugriff:24.06.2015].

Hofvind, Solveig (2013): Breast Cancer Mortality in Participants of the Norwegian Breast Cancer Screening Program. In: Cancer. S. 3106- 3112.

Jonsson, Håkan/ Johansson, Robert/ Lenner, Per (2005): Increased incidence of invasive breast cancer after the introduction of service screening with mammography in Sweden. In: International Journal of cancer. H. 117, S. 842-847.

Kooperationsgemeinschaft Mammographie GBR:
http://www.mammo-programm.de/ [Zugriff am 22.06.2015].

Luy, Marc (Hrsg.): Lebenserwartung in Deutschland (2014):
http://www.lebenserwatung.info/index-Dateien/perikoho.htm. [Zugriff: 24.06.2015]

Preston, S. H., Heuveline, P., & Guillot, M. (2000): Demography: measuring and modeling population processes. Malden, MA: Blackwell.

Zahl, Per-Henrik/ Strand, Bjørn Heine/ Maehlen, Jan (2004): Incidence of breast cancer in Norway and Sweden during introduction of nationwide screening: prospective cohort study. In: British Medical Journal. S. 921-923.

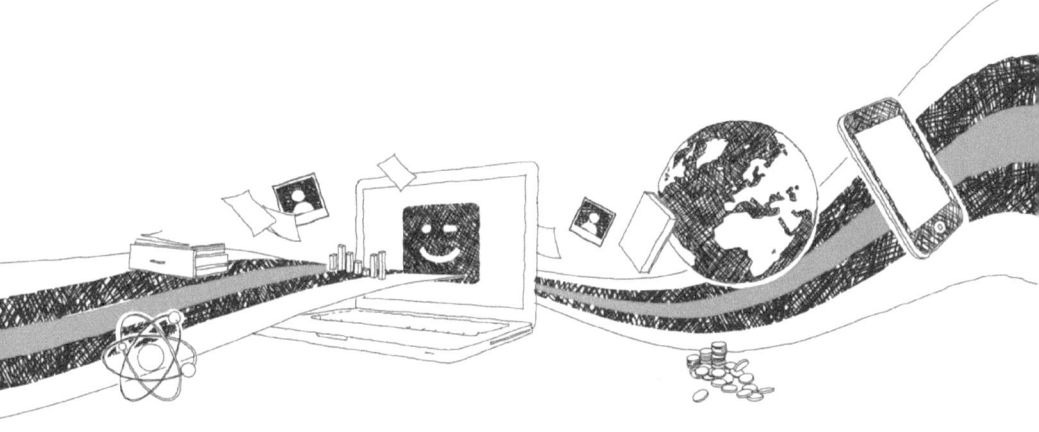
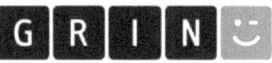